PRÉJUDICES

CAUSÉS A L'AGRICULTURE

PAR

L'EMPIRISME

CRITIQUE DES ERREURS

RAPPORTS

LUS AUX RÉUNIONS GÉNÉRALES DE SAINT-LO;
LE 3 AOUT 1865 ET LE 26 MAI 1866.

PAR

M. LECONTE

Vétérinaire, Membre de la Société impériale et centrale de Médecine
vétérinaire

CAEN

IMPRIMERIE NIGAULT DE PRAILAUNÉ

18, RUE FROIDE, 18

1866

PRÉJUDICES

CAUSÉS A L'AGRICULTURE

PAR

L'EMPIRISME

CRITIQUE DES ERREURS

RAPPORT

LU EN RÉUNION GÉNÉRALE A SAINT-LO, LE 3 AOUT 1865

Messieurs,

Au moment où l'administration s'éveille et commence à reconnaître les préjudices causés à l'agriculture par l'empirisme, au moment où elle s'est émue des pertes immenses occasionnées par des maladies très-curables, mais devenant mortelles à l'approche de l'ignorance ;

au moment surtout où des épizooties et des enzooties sérieuses sont rendues meurtrières par le charlatanisme,
quand elles sont, au contraire, combattues avec un plein
succès par la science approfondie de la médecine vétérinaire, permettez-moi de vous faire connaître des faits
scandaleux qui ont jeté des milliers de familles dans
l'infortune et le découragement, et privé l'agriculture
de ses plus belles ressources. Les épizooties sont des
maladies qui viennent à notre insu et malgré nos efforts
pour les empêcher; non-seulement, nous devons les
combattre lorsqu'elles se présentent, mais nous devons
nous tenir en garde contre leur invasion et prendre
toutes les mesures nécessaires pour empêcher leur ex-
pansion d'une localité infectée dans une localité saine ;
elles sont toutes le résultat d'influences atmosphériques
ou de mauvaises conditions hygiéniques auxquelles les
animaux sont exposés ; les unes sont étrangères à nos
climats, les autres naissent spontanément et ne dispa-
raissent qu'à de longues périodes, et c'est principale-
ment dans ces grandes calamités que l'empirisme vient
se mêler, en propageant la destruction et donnant toujours dans l'ombre et les plus pauvres réduits, son coup
de sape exterminateur.

En 1775, Bourgelat conseilla au gouvernement de
punir de la prison les charlatans, empirismes, sorciers,
devins, gros Jeans ou maîtres Pierres, dont le seul et uni-
que but est de chercher fortune dans la misère publique. — C'est un traitement approfondi qu'il faut là,
c'est au milieu de ces fléaux destructeurs que le sacer-

doce médical doit régner en sonverain !... et l'empirisme croupir et s'éteindre dans le cachot!

Les erreurs et les pertes que je vais faire connaître, sont des pertes désastreuses, acquises, occasionnées uniquement par l'ignorance et l'audace, et qui n'auraient jamais existé si la présomption, l'ignorance ou l'audace ne les avaient fait naître. Ces erreurs sont plus préjudiciables que toutes les épizooties, même les épidémies typhoïdes, parce qu'elles se commettent dans tous les temps, tous les jours et dans tous les pays; vous les trouvez en hiver comme lors des chaleurs, dans les villes les plus policées comme dans les campagnes les plus agrestes, partout, sous les lambris dorés comme sous la chaumière du pauvre, et cela parce que la médecine est une science divine, incomprise, connue seulement du médecin instruit, et en apparence si facile, que tout le monde croit la deviner ; voilà, selon moi, la source de l'empirisme, source qui jaillit dans le sein d'individus immoraux et audacieux qui veulent, sans rien connaître, se métamorphoser en médecins.

On est forcé d'accepter les épizooties, quelque meurtrières qu'elles soient, mais on n'est pas forcé de subir et d'accepter les pertes du genre de celles que je vais signaler, et si le chiffre des pertes occasionnées par les épizooties contagieuses est effrayant par son élévation, combien doit l'être celui des erreurs ?....

Trève à une discussion philosophique, pour vous citer des faits.

C'est un de ces empiriques qui croit savoir et qui

vient de très loin (je prie ici que l'on se rappelle bien de cet adage : *fama crescit eundo*), qui vient de très-loin, pour réduire un renversement de l'utérus après un part récent. Son poing exterminateur défonce la matrice, pénètre dans l'abdomen qu'il laboure, occasionne une déchirure d'une étendue de vingt centimètres au moins ; puis vient une métro-péritonite acquise enlever au fermier laborieux une des belles vaches de son étable, d'une valeur de 400 fr.

C'est un Morel qui veut traiter le pied d'une belle poulinière qui s'est implanté un chicot de buis dans le pied, en passant une haie. La blessure plantaire est pénétrante. Il la traite par des caustiques désorganisateurs répétés (le vitriol en poudre) ; une suppuration abondante s'établit dans les gaînes tendineuses et dans le pied ; le sabot tombe dans la litière où le trouve le fermier à son réveil, puis la jument meurt d'une résorption purulente au bout de quelques jours , laissant après elle une jeune et belle pouliche, qui succombe elle-même d'inanition. La perte, pour le jeune fermier, était au moins de 7 à 800 fr.

C'est Louis Hélie de la Rouxelière, à Carantilly, qui fait venir Gascoin de Cametours, pour voir une grande jument poulinière qui présente les signes précurseurs d'un part rapproché (moûches) ; il n'y avait encore aucune dilatation du col utérin. Notre gars met habit bas, s'arc-boute, prend un point d'appui d'un bras contre le jambage d'une porte, enfonce l'autre bras dans le vagin si vigoureusement, qu'il défonce largement cet organe.

son poing pénètre dans l'abdomen où il croyait trouver le fœtus; puis, enfin, il retire gravement son bras, que suit rapidement l'intestin grêle. Quand j'arrivai près de cette jument, je trouvai l'intestin congestionné et tombant jusqu'en dessous des jarrets, la malade dans une anxiété extrême, couverte d'une sueur froide cadavérique, les spectateurs inquiets. Je fis conduire cette bonne jument dans la pièce la plus voisine, où elle mourut douze heures après. Hélie l'avait achetée 650 fr..., trois mois avant le terme fatal que je viens d'indiquer.

C'est un Simonne, de Moyon, qui est appelé à Villebaudon, par une veuve Lebouteiller, mère d'une nombreuse famille et fermière ; cette dame fit voir à notre Esculape improvisé *ex mendico*, une belle pouliche de trois ans qui portait sous le ventre un fic de la grosseur d'une noisette. Cet homme juge convenable *de nettoyer cela*. Il coupe le fic, employe son caustique privilégié (le sulfure jaune d'arsenic qui lui avait été délivré par un pharmacien, sur sa demande, malgré et contre tout), puis laisse l'animal ainsi. Dès le bout de vingt-quatre heures, cette jument fut en proie à des coliques passagères, d'abord, et qui se continuèrent. A la chute de l'escharre, des excréments semi-liquides sortirent en jet par la plaie. Le poison avait perforé l'abdomen et l'intestin !.... Deux jours après, la bête succombait aux suites d'une entéro-péritonite aiguë ; ... Elle valait 800 fr..

Le Meunier, de Caucherveux, commune de Lorey

(Manche), achète un mulet 450 fr., à la foire Sainte-Croix, à Lessay. Gascoin (*ex agasone medicus*), appelé pour lui couper un fic, situé en avant du fourreau, jette l'animal par terre. Il ne se releva pas !... Cet homme lui avait brisé les reins dans la chute qu'il venait de lui faire subir, et, quinze jours après, il fallut le sacrifier.

Et le cheval de Dairaux, village des Gris-Cailloux, à Marigny, traité par Le Moine pour une maladie de pied ! Le pus avait fusé au poil, à la suite d'une bleime suppurée. Le Moine, non pas un de ceux de Saint-Bernardin, emploie le vitriol vert en poudre sur la plaie et le bourrelet, le traite ainsi en renouvelant toujours son caustique pendant deux mois, puis, le sabot tombe dans la litière,... le bourrelet, le tissu podophylleux et jusques et y compris l'os du pied, furent détruits par le sulfate. Il fallut se résoudre à le faire sacrifier, pour éviter des frais. La remonte aurait payé le cheval 850 fr. comme cuirassier.

Allons de plus fort en plus fort, et parlons des spécialités !

Dans la commune de Quibou et ses environs, on coupe la queue, seulement, et sans autre auxiliaire, pour toutes les maladies ou accidents, quels qu'ils soient ;

A Hudimesnil, canton de Bréhal, on fait la ligature des veines saphènes, à tout bout de champ.

Dans tous les cas de médecine et de chirurgie, Gascoin saigne aux deux ars.

Pierre de Partout, le gros cosmopolite, traite les *vertes-taupes* (1) *avec des crapauds vivants* qu'il fait chercher, élever et nourrir avec de la mie de pain, et loger dans des pétrins. Ce gros Pierre, maître Pierre, Pierre de Partout, est devin et sorcier ; comme l'orfraie ou l'oiseau de la nuit, il ne voyage pas en plein midi ; il porte des chaînes, invoque Satan et fait des imprécations, surtout lorsqu'il est appelé près d'une chlorotique de 15 à 20 ans. On peut le voir tous les jours.

Je ne finirais pas de mes récits, si je vous citais tout ce que j'ai vu dans ce genre pendant ma pratique de 22 années.

Mon but, je vous l'assure, Messieurs, n'a pas été de vous faire ressortir seulement le ridicule de pareilles manœuvres, mais bien de vous faire voir approximativement le chiffre des pertes occasionnées par l'ignorance et l'audace marchant librement.

J'ai fait un petit travail statistique de ces pertes acquises en 1863, dans le premier trimestre de l'année ; J'en ai estimé avec une très-grande modération, le chiffre à 1200 fr. par canton ; soit l'arrondissement de Coutances, dans lequel je me trouve et où se sont passés les faits que je viens de rappeler, dont la population est de 123,000 âmes, l'étendue de 130,000 hectares, comprenant 138 communes, composant 10 cantons et vous

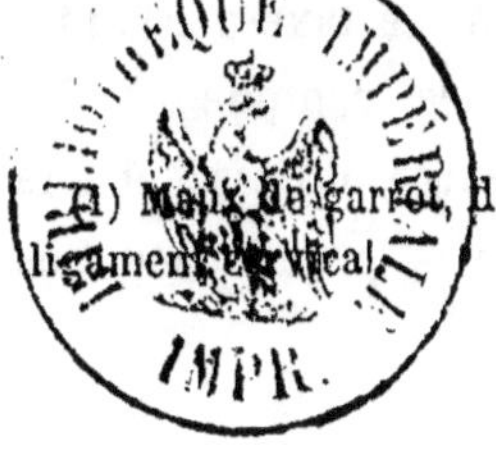

(1) Maux de garrot, d'encolure, occasionnés par une carie du ligament cervical.

aurez pour ce seul arrondissement une perte montant à 12,000 fr. pour trois mois, 60,000 fr. pour trois mois dans le département de la Manche seulement, 240,000 fr: pour un an, 21,360,000 fr. pour notre France, quoique je sois en dessous du chiffre réel !

Le chiffre des pertes occasionnées en 1814 et 1815 par le typhus contagieux du gros bétail n'excéda pas 50,000,000 fr.

Voilà, Messieurs, les exploits qui m'ont fait vous dire, que l'empirisme, l'ignorance et l'audace étaient plus meurtriers que les épizooties. Les épizooties sont passagères, l'empirisme et le charlatanisme sont continuels, incessants et même en augmentation de plus en plus forte. Chaque commune, chaque village a son homme.

Et voilà comment flottent l'ignorance et l'impéritie dans le tourbillon des progrès du xix⁰ siècle !... Je crois, en vérité, que la rapidité des progrès, en tout, est un révulsif puissant qui empêche de voir et de sentir la charlatan qui passe mêlé dans la foule des hommes de progrès ; c'est là le bandeau qui repose sur les yeux de notre administration... L'agriculture, le bien être universel, l'état, même ont besoin de remédier à tant de maux.

Au moment où se manifestent de si grandes et si louables aspirations, je prie surtout que l'on ne taxe pas la médecine d'égoïste ; elle est au contraire remplie de dévouement ; elle gémit sur les malheurs du passé et elle ne cesse de répéter ces belles paroles prononcées dès l'inauguration du congrès médical de 1845 : L'utilité publique est ici seule en cause.

Nous attendons avec impatience un remède à tant de maux, remède venant de l'autorité qui nous gouverne, car nous n'espérons pas que l'audacieux charlatanisme se condamne de lui-même à l'isolement.

Voilà, Messieurs, un des moyens que j'ai crû devoir vous offrir pour demander avec succès l'extinction de l'empirisme.

COMMUNICATION

**Faite à la séance extraordinaire du 26 mai 1866,
à Saint-Lo.**

Messieurs,

Vous savez déjà que notre réunion générale du 3 août dernier a valu, aux vétérinaires de la Manche, la formation d'une corporation sanitaire qui fonctionne dans tout le département; tous ceux qui exercent dans cette contrée sont nommés vétérinaires d'arrondissement, chacun dans sa circonscription respective. Ils ont pour devoir de surveiller toutes les maladies enzootiques ou épizootiques, contagieuses ou non contagieuses, de leur apporter telles mesures qu'ils jugeront convenables, puis d'en référer à l'administration centrale de la circonscription. Aux vé'érinaires seuls est donné le soin de prescrire les précautions qui doivent être employées; aux autorités ensuite la charge de faire mettre à exécution les mesures sanitaires dans les cas de résistance ou d'insubordination.

Voilà une tendance, un premier pas du côté de l'extinction de l'empirisme.

Certains rapports faits à l'administration, depuis cette

création des vétérinaires d'arrondissement ayant été produits pour des faits très-graves, ont disposé les hauts fonctionnaires du gouvernement à formuler des vœux pour la médecine vétérinaire.

Je vais ici, chers collègues, vous en citer un exemple qui m'est personnel.

Voici le fait :

novembre 1865, M. le sous-préfet de Coutances, m'adressait la lettre suivante :

Coutances, le 4 novembre 1865.

Monsieur,

J'ai l'honneur de vous communiquer une demande de secours formée par le sieur Quinette (Napoléon), cultivateur au Mesnil-Bonant. Cette demande est bâsée sur la perte qu'aurait faite le pétitionnaire, de deux vaches mortes par suite du *typhus*.

Cette épizootie n'avait pas encore fait son apparition dans notre département ; peut-être même y aurait-il lieu de douter de l'assertion du pétitionnaire, et de se dispenser de plus amples investigations sur les causes de la perte, si la soudaineté des deux décès arrivés le même jour n'était de nature à éveiller la sollicitude de l'administration comme pouvant déceler l'existence d'une affection contagieuse sérieuse, quelle qu'en soit le genre.

Je vous prie donc, Monsieur, de vouloir bien vous rendre sur les lieux, examiner les cadavres et en faire connaître dans un rapport détaillé ce que vous aurez reconnu au point de vue de l'existence d'une maladie du genre dont je viens de parler.

Si l'affection était de nature à inspirer des craintes au point de vue de la contagion et de provoquer des mesures sérieuses, vous voudriez bien les requérir de la part de M. le maire. Vous savez que la législation à cet égard vons donne la plus grande latitude. La circulaire de S. E. le ministre de l'intérieur, en date du 11 septembre dernier, résume à cet égard la plus grande partie des dispositions antérieures.

Il serait à propos, Monsieur, que votre rapport pût me parvenir au plus tôt.

Recevez, Monsieur, l'assurance de ma considération très-distinguée.

Signé, QUENAULT.

A M. Leconte, vétérinaire d'arrondissement, à Cérisy-la-Salle.

Voci ma réponse :

Cérisy-la-Salle, le 9 novembre 1865.

A M. le sous-préfet de l'arrondissement de Coutances, chevalier de l'ordre impérial de la Légion d'honneur.

Monsieur,

Mardi dernier, 7 novembre, au reçu de votre lettre,

je me suis transporté à Mesnil-Bonant, dans le but de constater si *le typhus contagieux* du gros bétail avait fait son apparition dans cette localité.

Le *typhus* n'est pas et n'a pas été à Mesnil-Bonant.

Il a pris plaisir à des hommes ignorants de déclarer morts du *typhus* les animaux du sieur Quinette, lesquels sont morts de la maladie aphteuse appelée vulgairement *cocotte*, compliquée d'indigestion avec surcharge et de météorisation, occasionnée par l'ingestion forcée de panades, de bouillies et de soupes que l'on administrait aux malades.

Il y a dans ce pays comme ailleurs des charlatans prétentieux, des empiriques éhontés, des médecins de bêtes et de gens qui affichent sur leurs portes des qualités qu'ils n'ont jamais acquises, qui s'intitulent ostensiblement et partout *vétérinaires*.

Il est des hommes de ce genre *à Gavray*, *à La Haye-Pesnel*, à Mesnil-Hue, etc.

L'ignorance du peuple fait la force de l'empirisme, qui ne se maintient dans certaines localités que par les fausses qualifications qu'il se donne.

Les gens de la campagne s'adressent à ces hommes dangereux et écoutent aveuglément ce qu'ils disent.

De là vient, Monsieur le Sous-préfet, l'erreur qui vous a été signalée : un faux savant a déclaré les deux vaches mortes *du typhus*, parce qu'il a entendu parler *du typhus* qui exerce ses ravages actuellement en Angleterre.

Les progrès du siècle et l'administration feront justice de tels hommes.

Je vous retourne la réclamation du sieur Quinette, en vous priant de lui faire obtenir une indemnité proportionnée à la perte qu'il a subie.

J'ai l'honneur d'être,

Monsieur le Sous-préfet,

Votre tout dévoué serviteur,

LECONTE.

Voici maintenant la réponse à cette lettre :

Coutances, le 12 novembre 1865.

Monsieur,

Je vous remercie des bonnes nouvelles que vous me donnez de votre excursion au Mesnil-Bonant. Dieu merci *le typhus contagieux* n'y était que dans l'imagination des empiriques du voisinage. Il est bien à regretter que les lois n'aient pas considéré comme un délit l'exercice sans titre de la médecine vétérinaire.

La santé, la vie des hommes y est presque autant intéressée qu'à l'exercice de la médecine. Qu'un empirique, en effet, déclare que des animaux atteints de la morve n'aient pas cette affection et qu'il permette aux hommes de les soigner sans précautions, il vouera presque certainement ces hommes à la mort.

Je ferai formuler dans la prochaine session du conseil d'arrondissement un vœu à ce sujet.

Je vous prie de tâcher de savoir quel est *le médecin de bêtes* (comme on les appelle) qui a déclaré que les animaux morts avaient *le typhus* ; je verrai si on ne pourrait pas le poursuivre comme ayant répandu de fausses nouvelles, de nature à jeter l'effroi au milieu de la population.

Veuillez agréer l'expression de mes sentiments les plus dévoués.

Le Sous-préfet.

Signé QUENAULT.

La réponse de M. le Sous-préfet fut pour moi d'un bon augure, et, dès ce moment, je me suis chargé de rappeler à ce magistrat le vœu qu'il a formulé pour nous.

L'ouverture de la session des conseils d'arrondissement est fixée au 24 septembre : c'est dans cette session que je désire voir discuter nos intérêts. Je ferai tous mes efforts pour obtenir la sympathie d'un certain nombre de conseillers pour m'aider de leurs lumières, afin de pouvoir présenter une pétition justement fondée et digne de succès. A vouloir marcher trop vite, l'on s'arrête, et les demandes exagérées sont toujours mal reçues ; heureux si je peux éviter cet écueil !

Que chacun de nous tous entre dans cette voie ; que chacun fasse formuler les mêmes vœux dans les conseils d'arrondissement de sa circonscription. Les conseils d'arrondissement communiqueront leurs délibérations aux conseils généraux, ceux-ci aux chambres, les chambres au sénat, et le sénat approuvant ces vœux qui seront ceux de la nation entière, réglera l'exercice de la médecine vétérinaire.

Pour nous conduire et nous aider dens ce mouvement progressif, adressons-nous à notre nouvel inspecteur des Écoles vétérinaires, à M. Bouley, qui fut toujours pour tous un condisciple, un ami, un professeur zélé ; rappelons lui nos souvenirs, en lui disant que la grande famille vétérinaire, connaissant son dévoûment pour la cause, le prie de continuer l'œuvre commencée par ses devanciers. Cette réglementation de la vétérinaire est sortie du chaos ; la lumière a brillé sur elle assez vive déjà pour avoir attiré sur son importance les regards du sénat qui délibera, dans le temps, au milieu d'agitations incessantes ; cette même lumière brille toujours sur elle, mais d'un plus vif éclat : elle grandit et grandira sans cesse avec l'observation. Continuons donc notre tâche et attendons avec persévérance le moment de la réglementation de la médecine et de la pharmacie vétérinaires, et rappelons-nous toujours que l'union fait la force ; évitons les dissidences !

Caen.—Imprimerie Nigault de Prailauné.

www.ingramcontent.com/pod-product-compliance
Lightning Source LLC
LaVergne TN
LVHW021912180726
843502LV00008B/3027